Amal KORRIDA
Youssef BOUCHRITI
Saloua LAMTALI

Investigação Aplicada em Enfermagem e Técnicas de Saúde

Amal KORRIDA
Youssef BOUCHRITI
Saloua LAMTALI

Investigação Aplicada em Enfermagem e Técnicas de Saúde

ScienciaScripts

Imprint

Cover image: www.ingimage.com

This book is a translation from the original published under ISBN 978-620-6-71236-7.

Publisher:
Sciencia Scripts
is a trademark of
Dodo Books Indian Ocean Ltd. and OmniScriptum S.R.L publishing group

120 High Road, East Finchley, London, N2 9ED, United Kingdom
Str. Armeneasca 28/1, office 1, Chisinau MD-2012, Republic of Moldova, Europe
Printed at: see last page
ISBN: 978-620-7-61618-3

PREÂMBULO

Este curso de metodologia de investigação permitirá aos estudantes dos Institutos Superiores das Profissões Enfermeiras e Técnicas de Saúde (ISPITS), na sua qualidade de futuros profissionais envolvidos na melhoria da qualidade dos cuidados de saúde e dos serviços de saúde, analisar as provas e contribuir para projectos de investigação:

- *compreender as principais bases teóricas da investigação científica em geral e dos cuidados de enfermagem e das técnicas de saúde em particular,*
- *explicar o valor da investigação na promoção da ciência e da qualidade da enfermagem*

cuidados,

- *analisar situações profissionais numa perspetiva científica,*
- *traduzir factos inexplicáveis numa questão/hipótese de investigação, e*
- *descrever as diferentes etapas da abordagem científica da investigação aplicada no domínio da enfermagem e das tecnologias da saúde.*

Ao mesmo tempo, os alunos adquirem os conhecimentos e as competências necessárias para realizar uma investigação empírica descritiva (qualitativa, quantitativa ou mista) e para redigir um protocolo de investigação para uma atividade de cuidados de saúde, no âmbito dos seus projectos de fim de estudos (PFE). Os estudantes são encorajados a desempenhar um papel ativo na sua aprendizagem, reflectindo sobre as suas leituras, os conhecimentos que adquiriram e os seus próprios recursos pessoais, de modo a poderem construir e completar os seus PFE, e também a participarem na consideração da evidência nas suas práticas.

ÍNDICE DE CONTEÚDOS

CAPÍTULO I

INVESTIGAÇÃO E CONHECIMENTO

I.1. Definições

I.1.1. Investigação

É um processo formal de aquisição e criação de conhecimentos e de compreensão, que utiliza meios e instrumentos estruturados e sistemáticos para recolher informações, a fim de melhor compreender ou explicar um fenómeno. Segundo Legendre (1993), a investigação científica baseia-se num conjunto de actividades destinadas a descobrir a lógica, a dinâmica ou a coerência dos dados, com vista a dar uma resposta original e explícita a um problema bem definido ou a contribuir para o desenvolvimento de um domínio do conhecimento. Por conseguinte, o conhecimento científico refere-se a um conjunto generalizado de leis e teorias para explicar um fenómeno ou comportamento de interesse, adquirido através do método científico. As leis são modelos observados de fenómenos ou comportamentos, enquanto as teorias são explicações sistemáticas desses fenómenos ou comportamentos.

As actividades de investigação científica devem ser :

- **Objetivo:** realizado num espírito de imparcialidade (neutralidade, equidade, integridade, exatidão), tendo em conta as próprias crenças e preconceitos, e num esforço constante para ser fiel e honesto em relação ao objeto de estudo. Além disso, a sua conceção deve permitir a utilização de instrumentos de medição relativamente objectivos, de modo a que cada observador ou juiz que avalie o desempenho possa fornecer o mesmo relatório.
- **Rigoroso:** efectuado com precisão, exatidão e meticulosidade.
- **Verificáveis:** podem ser confirmadas por outros investigadores que reproduzam as mesmas condições. semelhantes.

• **Generalizável:** As informações, os dados, os resultados e as conclusões podem ser generalizados a diferentes regiões, comunidades ou populações.

A investigação científica segue igualmente uma ordem lógica, princípios e regras de acordo com uma abordagem científica que, globalmente, se caracteriza por três fases:

• A observação é a primeira fase do processo científico, que consiste em observar e selecionar um facto e formulá-lo sob a forma de uma pergunta ou questão.

• Uma hipótese é uma suposição ou resposta plausível a uma questão de investigação que aguarda confirmação ou refutação. Tenta explicar um grupo de factos ou prever o aparecimento de novos factos. Uma hipótese não é uma sugestão aleatória sobre a ocorrência de um acontecimento, mas uma declaração clara sobre o que esperamos obter, observar, medir ou constatar.

• A experimentação (ou seja, a abordagem empírica), que se refere aos meios e ferramentas (protocolos, parâmetros, métodos, cálculos, instrumentos, etc.) utilizados para testar e investigar as diferentes hipóteses formuladas e, assim, confirmá-las ou refutá-las.

I.1.2. Conceito/modelo concetual

Um **conceito é** uma ideia geral e abstrata, atribuída a uma categoria de objectos com características comuns e que permite organizar o conhecimento. O conceito:

• Resume e classifica observações concretas (reais ou tangíveis).

• Liga o pensamento abstrato (que opera sobre a perceção mas não sobre a realidade) à experiência sensorial.

Um **modelo concetual** concebido para a profissão de enfermeiro ou para a enfermagem, por exemplo, é uma abstração, uma conceção ou uma imagem mental que orienta a prática, a investigação, a educação e a gestão da enfermagem. Identifica os conceitos centrais que serão considerados como os seus pilares, nomeadamente :

- A pessoa que beneficia dos cuidados de enfermagem (ou seja, o indivíduo, a família, a comunidade ou a população).
- Saúde, que se refere ao estado de bem-estar físico, mental e social do beneficiário dos cuidados.
- Os cuidados são as acções e intervenções de enfermagem, técnicas ou clínicas que garantem a segurança do beneficiário e visam a manutenção da sua saúde e bem-estar.
- O ambiente, que se refere ao meio envolvente do beneficiário (financeiro, material, etc.), (por exemplo, sócio-político, cultural, espiritual ou ecológico) e ao contexto dos seus cuidados de enfermagem.

As vantagens dos modelos conceptuais são :

- Definir uma prática (por exemplo, enfermagem),
- Organizar os seus pensamentos,
- Estrutura para observar e interpretar,
- Proporcionar os meios para se destacar das outras disciplinas,
- Identificar os problemas de saúde de forma racional (ou seja, cartesiana, metódica e, portanto, baseada na razão, na mente e na lógica), e
- Fornecer um guia para a aplicação da abordagem de cuidados.

I.1.3. Disciplina (especialidade, ramo, ciência ou domínio)

Uma disciplina é um ramo do conhecimento desenvolvido por uma comunidade de especialistas que aderem às mesmas práticas de investigação. É a especialidade académica de um estudante ou investigador.

Há disciplinas científicas e literárias, e outras que se situam algures no meio.

Exemplos:

- Disciplinas pedagógicas (ensino primário, secundário, bacharelato, mestrado, doutoramento, tc.),
- Disciplinas artísticas (escultura, arquitetura, artes gráficas (incluindo pintura e desenho), bem como música, poesia, dança, cinema, teatro e literatura,
- Disciplinas científicas que são frequentemente classificadas em três categorias:

- As ciências formais ou exactas, em que os sistemas estudados podem descrever a realidade ou mesmo ser universos perfeitamente hipotéticos sem aplicação concreta conhecida. Exemplos: informática e matemática

- **As ciências naturais ou experimentais** que estudam as regras que regem o mundo natural (a vida, a física, o universo, etc.), utilizando o método científico e seleccionando os modelos mais pertinentes para estudar e descrever a realidade. Exemplos: biologia, física, epidemiologia, química, astronomia, geologia, etc.

- **Ciências humanas ou sociais** que estudam os sistemas humanos. Exemplos: antropologia, economia, política, filosofia, psicologia, comunicação, etc.

Estes três grupos constituem o conjunto das **ciências fundamentais** que servem de base às **ciências aplicadas,** orientadas para a aplicação concreta, tangível e prática dos conhecimentos e das competências, nomeadamente a engenharia, a medicina, a educação, etc.

Caso especial: Enfermagem

Trata-se de ciências aplicadas derivadas da investigação em enfermagem. Dizem respeito aos conhecimentos teóricos, práticos, clínicos, éticos e deontológicos produzidos a partir de modelos conceptuais para a profissão de enfermeiro. Exemplo: as correntes de pensamento de enfermagem (cf. Florence Nightingale, Virginia Henderson, Martha Rogers, etc.).

I.1.4. Empirismo

Refere-se a um conjunto de teorias filosóficas que fazem da observação, dos dados e da experiência/experimentação a origem do conhecimento.

I.1.5. Teoria

É um conjunto homogéneo de ideias, noções, princípios, regras ou hipóteses sobre um determinado assunto. Deriva de provas empíricas, reais ou não, e está sujeito a verificação e controlo pelo raciocínio e pela crítica.

I.1.6. Paradigma

Segundo o filósofo Thomas Samuel Kuhn (1922-1996), um paradigma é um quadro ou modelo de pensamento dominante que condiciona as percepções, crenças e valores dos investigadores e, consequentemente, as suas formas de interpretar o mundo, os seus acontecimentos e fenómenos. Tal como as teorias, os paradigmas também podem evoluir ao longo do tempo, acompanhando o progresso e as tendências contemporâneas.

I.1.7. Epistemologia

É a teoria do conhecimento ou disciplina filosófica que explica o sentido do trabalho, do saber e do conhecimento científico. Tem por objetivo clarificar a conceção dos conhecimentos em que se baseia um projeto de investigação.

I.2. Fontes de aquisição de conhecimentos e conhecimentos

I.2.1. Através da intuição (conhecimento intuitivo)

A intuição consiste em adivinhar, sentir, pressentir, compreender e conhecer alguém ou alguma coisa imediatamente, sem passar pelas fases de análise, raciocínio ou reflexão. Para Immanuel Kant (1724-1804), a intuição é uma fonte de conhecimento, e a intuição "pura" é uma fonte infalível de conhecimento, uma vez que a certeza absoluta brota desta fonte. Para Jean-Paul Sartre (1905-

1980), a única maneira de conhecer é intuitivamente, um modo de compreensão instantânea, sem o uso consciente do raciocínio.

I.2.2. Por tradição/cultura/autoridade

O conhecimento pode estar ligado a uma cultura, autoridade ou tradição partilhada e é frequentemente transmitido através da participação, do exemplo, da formação ou da tutoria.

I.2.3. Através da experiência ou hábito pessoal e profissional

A experiência de um indivíduo (investigador) pode derivar das suas actividades e práticas rotineiras, científicas, materiais ou simbólicas, ou pode estar relacionada com os conhecimentos e competências acumulados e adquiridos durante uma determinada fase da sua existência.

I.2.4. Por raciocínio (lógica)

É uma operação cognitiva que apresenta uma situação de forma reflectida e que, através de uma série de experiências, conduz a um ou mais resultados. Existem vários tipos de raciocínio:

- Raciocínio indutivo, que parte de um conjunto de observações específicas e conduz auma conclusão geral.
- Raciocínio dedutivo, que parte de uma ideia geral e deduz proposições ou premissas específicas. Também na lógica, a dedução é uma **inferência** que conduz de uma afirmação geral a uma conclusão particular. A dedução permite, por conseguinte, estabelecer uma conclusão a partir das **premissas** ou hipóteses de partida

.

Quadro 1: Comparação entre raciocínio dedutivo e indutivo.

Approach or reasoning	Deduction	Induction
Objective	[illegible] Top-down approach (from the general to the specific). existing theories.	Using a bottom-up approach (from the specific to the general). Generate new knowledge and develop new theories.
Issues	Check the hypotheses.	Answer the research question.
Applications	Often used in quantitative research using statistical analysis.	Often used in qualitative research.

Raciocínio por analogia, que se baseia em semelhanças e comparações entre ideias, fenómenos ou situações antes de se chegar a uma conclusão.

Raciocínio do absurdo (ou apagogia), que consiste em afirmar a verdade de uma sugestão mostrando a falsidade do seu contrário. Este tipo de raciocínio imagina situações absurdas para uma ideia, a fim de a invalidar ou excluir.

- Raciocínio crítico, que é utilizado para rejeitar uma opinião ou um ponto de vista contrário.

I.2.5. Através de dados/resultados convincentes (conclusivos, lógicos, bem fundamentados, óbvios)

A prática da enfermagem baseia-se cada vez mais na Enfermagem Baseada em Evidências, ou seja, na evidência, na evidência fornecida pelo pensamento crítico e na prática de enfermagem centrada na investigação científica, e que visa a prestação de cuidados de qualidade aos doentes.

A prática de enfermagem baseada na investigação científica e na evidência caracteriza-se, portanto, por :

- Integrar os melhores resultados da investigação contemporânea,
- Integrar os conhecimentos clínicos nos cuidados aos doentes e na tomada de decisões,
- Consideração dos valores e preferências dos doentes.

Este tipo de prática permite, por conseguinte, melhorar os cuidados, a sua organização, a gestão e o seu ensino.

I.2.6. A abordagem heurística ou científica da investigação :

A heurística é a arte de inventar, descobrir, encontrar soluções e resolver problemas limitando as alternativas e baseando-se em conhecimentos insuficientes, menos completos ou menos óbvios.

I.2.7. Utilização do método empírico

Postula que a experiência direta de um facto ou acontecimento através dos sentidos continua a ser o único modo válido de conhecimento. Embora seja suscetível de erro, é uma parte importante do processo científico.

I.2.8. Ao tomar emprestado e integrar conhecimentos e fontes de informação de outras disciplinas e profissões contemporâneas

Entre elas contam-se a biologia, a medicina, a física, a farmacologia, a química, a psicologia, a sociologia, a epidemiologia, etc. Estes diferentes domínios do conhecimento representam uma fonte considerável de enriquecimento.

I.3. O papel e a importância da investigação científica na evolução permanente dos conhecimentos

O objetivo final da investigação científica é criar e desenvolver conhecimentos num determinado domínio. A investigação em enfermagem e em tecnologias da saúde parece ter também os mesmos objectivos, nomeadamente em termos de melhoria dos serviços de saúde, de definição dos parâmetros e dos papéis da profissão e de orientação e avaliação da prática profissional com base em provas (Wietrich e Régnier 2005). Outros factores que influenciam o desenvolvimento dos cuidados de enfermagem e das técnicas de saúde são

- As necessidades de saúde expressas pela população,
- O envelhecimento da população,
- Os avanços da ciência e da tecnologia estão a colocar novas exigências aos cuidados de saúde, em oncologia, cirurgia, radiologia, farmacologia,

bioinformática, etc,

• A evolução da sociedade, as suas necessidades e as suas exigências de serviços: comunidade de saúde, prevenção, cuidados ao domicílio, laboratórios de análises, etc,

• A globalização e a democratização dos sistemas de informação e comunicação (multimédia, TICE, publicações, Internet, etc.).

I.4. Relação e ligação entre prática, teoria e investigação

No domínio da enfermagem e das técnicas de saúde, a teoria, a prática e a investigação estão intimamente ligadas. É certo que, através da investigação, as teorias formuladas e já existentes melhoram a prática profissional.

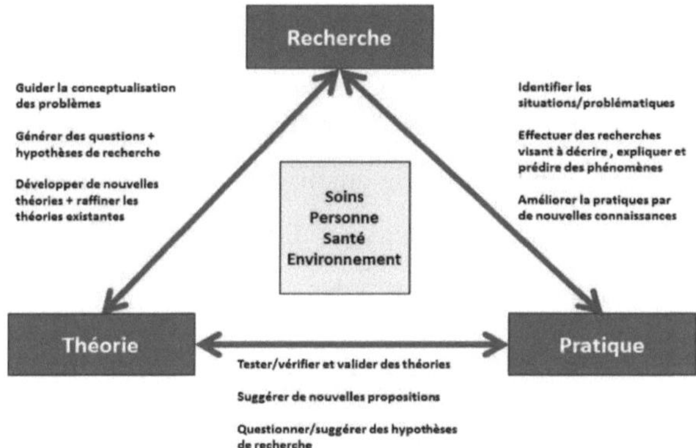

I.5. Caso especial: Áreas de investigação em enfermagem

1. Investigação clínica em enfermagem: Pode ser efectuada em estabelecimentos de saúde, hospitais, universidades, ambulatórios ou na comunidade. Centra-se nos problemas clínicos e de saúde dos pacientes, nas intervenções e acções de enfermagem e na sua avaliação (por exemplo, indicadores de qualidade dos cuidados, utilização dos serviços: rastreios, consultas, hospitalizações, etc.).

2. Investigação em enfermagem familiar: Realiza-se mais frequentemente a nível da comunidade e centra-se no doente/cliente, bem como em questões

familiares, como a administração dos cuidados e a guarda das crianças.

3. Investigação em enfermagem baseada na saúde no trabalho: Desenvolve-se em contextos profissionais e visa compreender o impacto do ambiente e do trabalho na saúde e no bem-estar dos trabalhadores, para além das suas necessidades de cuidados de enfermagem.

I.6. Abordagem/postura/prática reflexiva

René Descartes (1596-1650) definiu a reflexão como a ação da mente pensante. A postura reflexiva é, portanto, uma postura mental que constrói as ideias que desenvolvemos e pomos em prática. Pode dar origem a experiências de pensamento, como fez Newton (1643-1727) com a gravidade, ou Einstein (1879-1955) com a teoria da relatividade. Segundo Donald Schön (1930-1997), a prática reflexiva consiste em aprender através e na ação, ou seja, complementar a formação académica com a formação através da prática, e também a formação através da análise da própria prática, durante ou após a mesma (Vidalenc e Malric 2013). Refletir sobre a profissão e a prática exige a mobilização de uma capacidade de análise e implica examinar as acções (intervenções, abordagens, estratégias, formação), as competências, as capacidades, os conhecimentos, as atitudes, os valores, as causas, os sucessos, etc. (Lafortune 2006).

I.6.1. Objectivos desta postura

- Melhorar a eficácia da sua prática,
- Controlar as suas acções,
- Validar a sua prática e garantir a sua qualidade,
- Criar e gerar novos conhecimentos em relação à prática,
- Melhorar a autoconfiança e obter reconhecimento profissional (Jomas 2018).

I.6.2. Domínios de aplicação desta postura

• Médico e paramédicos auxiliares de enfermagem, enfermeiros, parteiras, médicos, terapeutas da fala, etc,

• Social: educadores, conselheiros, conselheiros de orientação, etc,

• Educação: professores, formadores, treinadores, etc,

• Técnico: técnicos e engenheiros, etc.

CAPÍTULO II

METODOLOGIA DE INVESTIGAÇÃO

II.1. Tipos de investigação

A investigação pode ter várias tipologias e níveis, consoante as diferentes correntes de pensamento, a natureza da investigação, a sua classificação, etc.

II.1.1. Em função da sua utilização: Investigação básica e aplicada

II.1.1.1. Investigação fundamental (investigação pura/teórica)

Centra-se no estudo de princípios científicos, conceitos básicos, teorias e leis para adquirir conhecimentos, mas não na sua aplicação prática.

II.1.1.2. Investigação aplicada

Trata-se de uma investigação prática e não sistemática que fornece respostas e soluções para questões específicas com o objetivo de resolver um problema concreto, seja ele social, cultural, organizacional ou outro. Exemplos deste tipo de investigação incluem :

- **Investigação e desenvolvimento (I&D)**: Esta atividade tem frequentemente um objetivo industrial ou comercial. Por exemplo, melhorar a eficiência e a inovação na produção de novos processos, medicamentos, serviços ou técnicas, com o objetivo de satisfazer as necessidades dos mercados de uma empresa.
- **Avaliação da investigação: O** seu objetivo é examinar e avaliar as informações sobre um determinado projeto de investigação, a fim de tomar as melhores decisões.
- **A investigação-ação:** também conhecida como investigação-experimentação, é um processo de investigação científica que visa tomar medidas concretas para resolver os problemas da sociedade, orientando-a na direção certa.

II.1.2. Em função dos seus instrumentos e métodos de investigação

II.1.2.1. Investigação quantitativa

Aplica-se quando o objetivo é testar, explicar ou avaliar um determinado fenómeno ou facto. Caracteriza-se por abordagens de investigação que são geralmente de natureza dedutiva e que visam provar ou refutar teorias existentes. Por conseguinte, implica determinar e medir estatisticamente variáveis (ou itens) e testar as relações entre elas, a fim de revelar padrões, correlações ou ligações causais. Os investigadores podem empregar métodos lineares de recolha e análise de dados, que resultam em dados estatísticos. Os valores subjacentes à investigação quantitativa são a neutralidade, a objetividade e a aquisição de um vasto leque de conhecimentos sobre uma amostra ou população de estudo considerável (Leavy 2017).

II.1.2.2. Investigação qualitativa

É adequada quando o objetivo do estudo é descrever, explorar ou explicar um determinado fenómeno ou facto. Aplica geralmente abordagens indutivas destinadas a reforçar certas compreensões e conhecimentos e a dar-lhes sentido, especialmente em relação a acontecimentos da vida social. A investigação qualitativa é frequentemente subjectiva, uma vez que se baseia unicamente nas experiências, histórias, situações ou vivências dos participantes numa amostra pequena e restrita. Exemplos:

- **Etnografia:** estudo de campo desenvolvido no domínio da etnologia, da sociologia e da antropologia, que consiste em estudar os modos de vida dos indivíduos, das comunidades e das populações no seu contexto contemporâneo e/ou histórico.
- **Fenomenologia: Um** método para descrever e compreender os fenómenos subjectivos, as experiências dos indivíduos (por exemplo, qualidade de vida, dor, satisfação, etc.).
- **Grounded theory:** utilizada em sociologia para designar o desenvolvimento

de novas teorias com base em dados recolhidos no mundo real (Glaser & Strauss 1967).

- **Biografia:** Refere-se a uma história ou relato da vida de uma pessoa.

II.1.2.3. Pesquisa mista

Como o seu nome sugere, emprega abordagens quantitativas e qualitativas no mesmo estudo. É habitualmente utilizada nas ciências comportamentais, nas ciências sociais aplicadas e nos estudos que visam a mudança da comunidade ou a ação social.

II.1.3. De acordo com o seu objetivo

II.1.3.1. Investigação exploratória

Foi concebido para fenómenos novos, mal documentados ou não documentados e permite :

- Familiarizar-se com factos, situações e preocupações básicas,
- Formular questões para investigação futura,
- Gerar novas ideias ou hipóteses.

II.1.3.2. Investigação descritiva

É frequentemente utilizada como precursora dos modelos de investigação quantitativa e consiste em observar e descrever em profundidade e pormenor um comportamento ou fenómeno durante um curto período de tempo, a fim de descrever os atributos (por exemplo, determinantes da saúde) de forma objetiva e sistemática. É frequentemente considerada a forma mais básica de análise de dados, uma vez que identifica padrões nas diversas variáveis sem ir mais longe, ou seja, de uma forma puramente descritiva. Os resultados da investigação descritiva não são produzidos para demonstrar a causalidade, nem para dar uma resposta definitiva ou confirmar uma hipótese. Vários cálculos e análises estatísticas de base apoiam os estudos descritivos, nomeadamente prevalências, incidências, médias, frequências, dispersão, intervalos de confiança, etc. Exemplos:

- **Inquérito transversal :** Também designado por inquérito de prevalência, este primeiro nível consiste em estimar as frequências e identificar as características de um problema de saúde, por exemplo, em indivíduos, grupos ou populações (cf. p: 16).
- **Relato de caso clínico :** Amplamente utilizado em medicina e pode ser definido como um relatório ou relato pormenorizado que descreve uma observação ou informação médica rara, não documentada ou não reconhecida num ou mais doentes, em termos de testes laboratoriais, diagnóstico, tratamento, resposta ao tratamento, etc.
- **Série de casos : Um** grupo de relatos de casos clínicos envolvendo pacientes que receberam um tratamento ou procedimento médico semelhante.

II.1.3.3. Estudos epidemiológicos analíticos observacionais que visam a etiologia

Incluem estudos cujo objetivo é identificar as causas das doenças ou os factores associados a eventos de saúde, ou avaliar acções preventivas ou preditivas. Quer se trate de estudos sobre indivíduos ou entre grupos (ou seja, comparativos), este tipo de investigação analítica baseia-se numa abordagem etiológica observacional e não experimental, e inclui :

- **Transversal:** Neste segundo nível, é possível formular hipóteses etiológicas comparando, num curto e preciso período de tempo, as prevalências de uma patologia em indivíduos expostos e não expostos, por exemplo. Embora a associação E+-M entre uma exposição (E) ou um risco e uma doença (M) ou um acontecimento de saúde seja frequentemente estudada, os estudos transversais não podem estabelecer uma relação de causa e efeito.
- **Coortes:** Trata-se de inquéritos de incidência realizados prospectivamente

(recolha de dados ao longo do tempo) ou retrospetivamente (recolha de dados no passado através dos processos clínicos ou registos dos doentes), classificando os doentes em dois grupos de acordo com o seu estado de exposição. As coortes são seguidas ao longo do tempo para estudar os indivíduos que desenvolvem a doença nos grupos expostos e não expostos (conceito de risco relativo RR). Se os estudos de coorte forem repetidos nas mesmas pessoas, são designados por inquéritos longitudinais.

- **Controlo de casos: Trata-se** de inquéritos retrospectivos que envolvem dois grupos de participantes: casos (ou doentes que estão doentes) e controlos (aqueles que não estão afectados ou não estão doentes). O seu objetivo é comparar a exposição dos indivíduos a possíveis factores de risco (conceito de odds ratio ou OR).
- **Ecológicos ou correlacionais:** São utilizados quando não estão disponíveis dados individuais ou quando são necessárias comparações em grande escala para estudar o efeito das exposições numa doença a nível populacional. Estes estudos estão frequentemente sujeitos a um tipo de confusão designado por erro ou viés ecológico, que ocorre quando as associações entre variáveis identificadas a nível de grupo não representam as associações a nível individual (Buckley et al. 2021). Exemplo: séries cronológicas.

II.1.3.4. Investigação analítica experimental (interventiva ou não observacional) para fins de avaliação

O objetivo dos estudos experimentais é determinar a causalidade de um acontecimento ou medir o impacto de um tratamento ou de uma intervenção preventiva, diagnóstica, terapêutica, curativa ou de reabilitação sobre os resultados biomédicos ou relacionados com a saúde. Neste tipo de investigação, que respeita rigorosamente a ética da investigação, os participantes são divididos aleatoriamente num grupo de controlo e num grupo experimental, o que facilita o isolamento do efeito de uma intervenção. O grupo experimental recebe a exposição/tratamento, que pode ser um agente envolvido na causa, prevenção ou tratamento de uma doença. O grupo de controlo não recebe nem tratamento nem placebo (tratamento médico fictício sem eficácia farmacológica, ou seja, sem princípio ativo). Os grupos são seguidos prospectivamente para identificar aqueles que desenvolvem o efeito desejado (Munnangi e Boktor 2023).

Exemplos:

- Ensaios clínicos aleatórios (RCTs),
- Ensaios clínicos não aleatórios, por exemplo.

Os ensaios clínicos são a abordagem epidemiológica mais rigorosa para testar as hipóteses de investigação, e a aleatorização - a atribuição aleatória e o sorteio dos participantes em grupos - ajuda a evitar a confusão e a minimizar o viés de seleção.

II.2. Diferentes níveis de investigação científica

Post e Andrew (1982) distinguem 4 categorias de investigação que permitem descrever, explorar, explicar ou prever factores, determinantes ou relações de acordo com cada tipo de estudo.

Tabela 2: Níveis de investigação de acordo com Post e Andrew (1982)

Level	Question	Aim	Types of study
I	What is it? Who is it? What are the factors?	[illegible] Name Describe Discover	Discovering and exploring factors Exploratory Descriptive
II	Are there relationships between the factors? What factors are related to... ?	Describe the variables and relationships discovered	Discovery of possible relationships between factors or variables Description Survey Case study Correlational description
III	Explain the strength and direction of relations Why is this?	hypothesis testing	of associations between variables Correlational Explanatory
IV	Why is this? What happens if such a treatment is applied?	Predict a causal relationship Explain Check	Testing causal hypotheses Experimental Quasi-experimental

II.3. Fases e etapas do processo de investigação ou metodologia científica

II.3.1.Fase concetual

A concetualização da investigação envolve geralmente as seguintes etapas:

II.3.1.1. Da situação profissional à escolha de um tema de investigação

O investigador deve colocar questões descrevendo uma experiência profissional, seja durante um estágio, um estudo de campo, uma irritação/curiosidade, uma preocupação importante, uma experiência, uma interrogação baseada em cursos teóricos ou práticos, leituras, etc.). Um bom tema de investigação deve ser bem concebido e satisfazer certos critérios critérios de exequibilidade :

- Deve ser exequível,
- Deve estar relacionado com questões sociais e de saúde actuais,
- Deve estar diretamente ligado à futura profissão de enfermeiro, técnico, paramédico ou outro. estudante de investigação biomédica
- Deve ser original e os seus objectivos claramente definidos,
- As informações e os dados devem estar disponíveis,
- A dimensão da população ou da amostra do estudo deve ser suficiente e bem estimada,
- O prazo e os prazos de apresentação dos trabalhos devem ser respeitados,
- O local de estudo deve ser de fácil acesso,
- É necessário dispor de determinados recursos financeiros para realizar a investigação, sem deixar de ser económico,
- Os líderes da investigação devem ser qualificados, estar disponíveis e ter uma boa reputação científica,
- O procedimento e a metodologia de investigação devem ser bem descritos e pormenorizados,
- O investigador deve assinalar com franqueza as falhas, lacunas ou obstáculos encontrados nas fases conceptuais e/ou outras, e mostrar os seus efeitos na qualidade dos resultados,
- A análise dos dados deve ser suficientemente adequada para revelar o seu

significado.

• As considerações éticas devem ser respeitadas (integridade, confidencialidade, autorizações, etc.),

• Uma boa proposta de investigação caracteriza-se também pela s u a flexibilidade, adaptabilidade, eficácia, etc.

II.3.1.2. Formular um problema de investigação (= pergunta inicial)

Uma vez escolhido o tema, a pergunta inicial pode ser formulada através de perguntas sobre a situação em causa:

• O que é que queremos mostrar, estudar ou compreender quando realizamos o estudo?

• Quais são os objectivos e as vantagens do estudo?

• Quais são as experiências e os resultados?

• Quais são as razões para esta escolha?

A pergunta inicial é, portanto, um guia para avançar na exploração e na orientação da fase do estado da arte ou da bibliografia de um projeto de investigação, devendo também ser precisa, clara e pertinente, e podendo ser aperfeiçoada ao longo do trabalho, a fim de visar adequadamente a população estudada e o foco do trabalho (Beziat et al. 2004).

II.3.1.3. Identificar a literatura relevante = bibliografia = fase exploratória (leitura e/ou entrevistas no terreno) = estado da arte

Esta fase inclui leitura, análise de documentos e entrevistas exploratórias no terreno.

(a) Literatura e documentação

Os instrumentos utilizados para recolher dados e informações documentais podem ser

- Artigos, publicações, livros, documentos e relatórios de estudos e de peritos,
- Teses e dissertações,
- Enciclopédias e dicionários especializados,
- Actas de conferências e reuniões científicas,
- Resenhas de imprensa ou revistas científicas,
- Bases de dados especializadas: Medline, Pubmed, Google Scholar, Clinicalkey, Science Direct, etc,
- Filmes, CDs e documentários,
- Internet/intranet, etc.

(b) **Entrevistas exploratórias em**

As entrevistas permitem recolher informações junto de pessoas que podem esclarecer a pertinência da investigação. Também são úteis para facilitar a exploração de aspectos e medidas a ter em conta para alargar ou retificar o campo de investigação, especialmente antes de se comprometerem recursos importantes.

(c) **Desenvolvimento de uma entrevista exploratória (entrevista)**

As entrevistas exploratórias devem ser abertas e flexíveis, evitando perguntas pesadas, numerosas e demasiado precisas. O objetivo é ouvir o entrevistado para descobrir novas ideias e caminhos, para alargar o horizonte, e não para validar as ideias do entrevistador.

(d) **Pessoas entrevistadas**

Podem incluir :

- Doentes,
- Utilizadores ou pessoal do sistema de saúde,

- Especialistas e profissionais ligados ao tema estudado,
- Pessoal da associação, etc.

N.B.: As entrevistas exploratórias são pré-testes e não devem ser confundidas com as entrevistas "reais" ou os inquéritos no terreno utilizados durante a fase metodológica ou de recolha de dados.

II.3.1.4. Enunciar o problema, os objectivos e/ou as hipóteses de investigação

O problema do estudo deve conduzir à questão central da investigação, após reformulação da interrogação inicial ou da pergunta inicial.

Os **objectivos** são elementos de investigação formulados no início do estudo que ajudarão a resolver o problema. Indicam a finalidade e os pontos a atingir após a realização do estudo e servem para orientar a investigação nas suas diferentes direcções e metodologias. Em geral, um projeto pode ter um objetivo principal e/ou vários objectivos específicos. Os objectivos de investigação devem ser exequíveis, claros e pertinentes. São geralmente formulados com verbos de ação (explicar, identificar, estudar).

As hipóteses são suposições ou respostas provisórias a questões que já foram colocadas em resposta a um problema de investigação (por exemplo, a ocorrência de um problema de saúde). Como previsões lógicas, também se baseiam em conhecimentos, factos ou provas existentes, tais como experiências, teorias, observações ou estudos anteriores. As hipóteses devem ser testadas e verificadas estatisticamente (ver curso de bioestatística: hipótese nula e hipótese alternativa).

II.3.1.5. S. Desenvolvimento de um quadro de referência (facultativo)

O quadro de referência é um conjunto de conhecimentos, de temas, de conceitos e de textos legislativos (cartas, tratados, estratégias, etc.) que são pertinentes para o tema ou objeto da investigação. Por outras palavras, representa o aspeto socioeconómico, o ambiente e a regulamentação em vigor.

II.3.2. Metodologia da fase

É utilizado para descrever com precisão e por ordem cronológica o protocolo de investigação, nomeadamente a recolha de dados, os instrumentos e as técnicas implementadas, a análise e o tratamento estatístico dos dados, para além do aspeto ético, a fim de responder às questões e hipóteses formuladas e, consequentemente, atingir os objectivos e a finalidade da investigação.

II.3.2.1. Definição do tipo de estudo

Deve ser especificada a natureza do estudo em questão: descritivo, exploratório, quantitativo, qualitativo, misto, epidemiológico (inquérito retrospetivo/prospetivo, caso-controlo, coorte, etc.).

II.3.2.2. Descrição do processo de recolha de dados

O investigador deve descrever pormenorizadamente o processo de recolha de dados sob a forma de uma **especificação de investigação**. Esta deve conter as seguintes informações e critérios: A população do estudo, a dimensão da amostra, o custo e a duração do estudo/coleção, os métodos de inquérito utilizados, as disposições administrativas tomadas, os recursos e a logística, etc.

II.3.2.3. População e amostragem

O investigador deve definir a população selecionada para o estudo, especificando a amostra e calculando estatisticamente a sua dimensão. Por definição, uma **população** é um conjunto de elementos (seres humanos, seres vivos ou objectos) com um conjunto de características comuns. características específicas e sujeitos a estudo estatístico. Os critérios habituais utilizados para definir uma população são geográficos.

A **população-alvo** refere-se a uma população de estudo a partir da qual são efectuadas investigações e generalizações. As características clínicas e demográficas podem definir este tipo de população.

A **amostra** refere-se a um subconjunto de elementos ou sujeitos da população em estudo. A dimensão da amostra é determinada, em parte, por considerações profissionais e, em parte, por métodos estatísticos (Cf. p: 35).

A amostragem é, portanto, o processo pelo qual se determina a amostra de uma população. A amostra deve ser representativa da população estudada e de dimensão suficiente para evitar enviesamentos de seleção. Os diferentes tipos de amostragem serão descritos em pormenor no terceiro capítulo.

II.3.2.4. Critérios de inclusão e exclusão

Trata-se de critérios definidos e determinados antes do início de um projeto de investigação, com o objetivo de incluir ou excluir certas características e propriedades susceptíveis de falsear os resultados e/ou afetar a homogeneidade da amostra.

Os critérios de exclusão são condições que excluem os participantes de um ensaio clínico ou estudo de investigação, como a idade, o sexo, a presença ou ausência de patologias, o estado fisiológico, etc.

Enquanto **os critérios de inclusão estabelecem** as condições de admissão e tratamento, a participação dos sujeitos num ensaio clínico ou num estudo de investigação.

II.3.2.5. Métodos e instrumentos de recolha de dados

Uma vez escolhidos os métodos e os paradigmas de investigação, o investigador descreve os instrumentos e as técnicas que serão utilizados no estudo. Estes instrumentos permitem obter informações qualitativas (entrevistas, observação, etc.) ou quantitativas (inquéritos, questionários, resultados de medições, etc.). Os instrumentos utilizados nos inquéritos de campo incluem :

(a)Observação (muitas vezes sem estar envolvido)

É um processo qualitativo de desenvolvimento de conhecimentos sobre a pessoa ou o doente, baseado na observação de fenómenos e factos sobre sujeitos ou grupos. O investigador examina e descreve as informações e os acontecimentos observados num determinado ambiente, sem ter a intenção de os modificar.

Instrumentos de recolha de dados: Grelhas de observação global, focalizada, narrativa e não narrativa participantes.

(b) **Entrevista ou entrevista**

É um processo que envolve a comunicação oral entre duas pessoas: o entrevistador e o entrevistado. O inquérito por entrevista é uma conversa que se desenrola num contexto predefinido e é mais ou menos dirigida pelo entrevistador, que deve dominar esta troca verbal. A confiança do entrevistado e a neutralidade benevolente do entrevistador são essenciais para o êxito de uma entrevista. A entrevista pode ser utilizada para :

- Recolher diretamente informações sobre o entrevistado, incluindo os seus conhecimentos, juízos de valor, opiniões, comportamentos, crenças, etc,
- descobrir processos psicológicos e dados descritivos e qualitativos,
- testar, confirmar ou refutar as hipóteses do estudo.

Instrumentos de recolha de dados :

- Entrevista dirigida: Tal como o questionário, consiste em perguntas fixas. O entrevistado

responde na forma e no momento que mais lhe convém.

- Entrevista semi-estruturada: Contém uma série de perguntas abertas ou temáticas destinadas a obter a opinião do entrevistado, caso este se mostre reticente ou não responda espontaneamente.
- Entrevista não-diretiva ou livre ou aberta: Contém um único tema geral e/ou uma série de perguntas abertas que correspondem às instruções do entrevistador. O entrevistado responde como quiser, desenvolvendo os aspectos que desejar.
- Entrevistas presenciais no trabalho, em casa, no hospital.

• Grupos de discussão como meio de entrevistar grupos.

• Entrevistas com recurso a tecnologias de comunicação: Facebook, telefone, Whatsapp, correio eletrónico, etc., para evitar deslocações.

(c) **Narrativa ou história de vida (autobiografia)**

Trata-se de uma abordagem qualitativa, íntima e não analítica das experiências de um indivíduo ou de um paciente. É, portanto, um verdadeiro observatório da vida social, a partir do qual as interacções e as acções das pessoas são feitas e desfeitas (Le Breton 2004).

Métodos de recolha de dados: Entrevistas ou biografia escrita.

(d) **Questionário**

Um questionário é uma série de perguntas padronizadas, fechadas e/ou abertas, num inquérito geralmente quantitativo, concebido para padronizar e facilitar a recolha de dados e os inquéritos. O inquérito por questionário é um método frequentemente quantitativo (por vezes misto) utilizado na investigação em ciências da saúde (por exemplo, estudos sobre a dor, a qualidade de vida, os conhecimentos, a satisfação, as opiniões, as expectativas, as experiências, o comportamento dos doentes e dos prestadores de cuidados, etc.). Pode igualmente ser utilizado para recolher dados em função de determinadas variáveis sociodemográficas ou outras (por exemplo, idade, sexo, local de residência, nível de educação, atividade física, etc.).

Como é utilizado :

- é prático e económico (evita deslocações, custos e encargos),
- não é limitado pelo tempo e adapta-se ao ritmo dos inquiridos,
- minimiza e esbate os efeitos da personalidade dos entrevistadores,
- é concebido e adaptado para responder a necessidades específicas,
- permite trabalhar em grande escala.

Meios de recolha de dados: Os questionários podem ser fornecidos presencialmente, por telefone, através da Internet (em linha) ou de forma auto-administrada.

Barra lateral

Para um estudo de investigação quantitativa, e durante a fase metodológica, é também essencial definir o :

1. variáveis e indicadores

A variável representa um parâmetro ou caraterística mensurável do indivíduo/amostra/população, como por exemplo: temperatura, glicemia, pressão arterial, velocidade de sedimentação do sangue, etc. (ver variáveis dependentes e independentes, curso de bioestatística).

Um indicador é uma medida, um elemento ou uma quantidade observada que fornece informações sobre um fenómeno ou dados de campo. Exemplo: Indicadores de saúde: mortalidade, morbilidade, bem-estar físico e mental, etc.

2 - Validade de um instrumento de medição

A validade de um instrumento de medição define a sua capacidade de medir fielmente e com exatidão aquilo que foi concebido para medir (por exemplo: um monitor de tensão arterial, um questionário/interrogatório, um scanner, um teste de despistagem, um método de exame, etc.).

Os instrumentos de medição contêm frequentemente margens de erro devidas quer ao profissional de saúde (observador, operador), quer ao instrumento de medição (que deve ser sempre calibrado), quer à pessoa examinada ou ao objeto medido (por exemplo, flutuações de peso ou de tensão arterial).

De um modo geral, a validade e a fiabilidade de um instrumento dependem dos tipos de erro que ocorrem. Podem citar-se dois tipos de erros:

1) Os erros aleatórios que não se devem a uma causa específica fazem parte da fiabilidade de uma medição dos dados recolhidos ou de um instrumento.

2) Os erros sistemáticos, que se devem a uma causa específica, fazem parte

da validade de uma medição. Conduzem a enviesamentos de medição ou de informação.

II.3.3.Apresentação do plano de tratamento e de análise dos dados recolhidos

O investigador deve citar os instrumentos e ferramentas de análise que tenciona utilizar. explicará como :

- estimar, para dados quantitativos, as relações estatísticas entre variáveis em termos de média, mediana, frequências, tabelas de contingência, X^2, valor-, etc. p, etc.
- tratará dados qualitativos: análise de entrevistas, relatórios, artigos de jornal, etc. imprensa, documentos estratégicos, etc.

Exemplos de ferramentas de análise estatística: Excel, Sphinx, SAS, EpiInfo, SPSS, R, etc.

II.3.4.Princípios éticos fundamentais na investigação

A ética da investigação é uma reflexão moral e filosófica sobre os princípios e normas que orientam rigorosamente a investigação científica desde a sua conceção, gestão, realização, análise, interpretação e divulgação. No caso da investigação sobre seres humanos, o respeito pela dignidade e pelos valores intrínsecos dos indivíduos é primordial. De acordo com o Relatório Belmont (1979), os princípios básicos relativos ao respeito pela dignidade humana são

- Respeito pela autonomia dos sujeitos e proteção daqueles cuja **autonomia** ou **autodeterminação** (participação voluntária) é reduzida, por exemplo: reclusos, doentes de SIDA, crianças, ou qualquer pessoa com uma doença, deficiência mental, etc.). Um dos mecanismos importantes para respeitar a autonomia dos participantes é a obrigação de obter **o** seu **consentimento livre, informado e permanente**. O consentimento deve ser dado voluntariamente antes do início da investigação, e os participantes podem retirar o seu consentimento em qualquer altura e solicitar a remoção dos seus dados ou material biológico humano (Canadian Tri- ouncil Policy Statement 2022).

- Preocupação com o bem-estar dos participantes na investigação e com a sua qualidade de vida em geral, protegendo a sua **privacidade** (opiniões, local de residência, religião), **intimidade** (corpo, sexualidade, relações), capacidade de decisão, **confidencialidade** (informações e dados pessoais), segurança, etc., e evitando danos ou desconforto (psicológico, económico, jurídico, etc.) relacionados com a sua participação em investigações, bem como maximizando os benefícios (melhores condições de trabalho, promoção) e minimizando as desvantagens (invalidez, revelação de segredos) dessa participação na investigação. (melhores condições de trabalho, promoção) e minimizar os inconvenientes (invalidez, revelação de segredos) dessa participação na investigação.

- Tratamento **justo e equitativo** dos participantes recrutados para a investigação. O investigador deve também explicar honestamente aos participantes a natureza e os objectivos da investigação, bem como os meios de divulgação e partilha dos resultados. Em última análise, a investigação biomédica, clínica ou experimental envolvendo seres humanos deve ser avaliada e validada por **comités de ética em investigação**, que asseguram que os projectos de investigação são realizados de acordo com princípios científicos e éticos.

II.4. Fase empírica

II.4.1.Apresentação gráfica dos resultados

Dependendo do tipo de estudo e do seu nível hierárquico, os dados ou resultados do estudo podem ser apresentados através de histogramas, texto narrativo, fotografias, quadros, diagramas, gráficos, mapas, figuras ou outros meios.

II.4.2. Interpretação / discussão dos resultados

Após a apresentação e a análise dos dados, o investigador deve ser capaz de discutir e explicar o significado dos resultados obtidos, fazendo referência aos objectivos e às hipóteses formuladas no início (consoante o nível do estudo: alcançados, refutados/confirmados) e comparando-os com trabalhos anteriores semelhantes. Esta abordagem permitirá ao investigador fazer inferências, depois conclusões e, finalmente, recomendações.

II.4.3. Conclusão

É geralmente breve mas conciso e inclui os seguintes elementos:

- uma breve descrição das questões e dos objectivos,
- principais resultados do estudo,
- os contributos teóricos do estudo,
- os limites da investigação,
- perspectivas ou ideias de investigação futuras.

II.4.4. Difusão e comunicação dos resultados da investigação

Os resultados e conhecimentos da investigação têm de ser comunicados e partilhados com o público em geral e com os especialistas por várias razões:

- Publicar os resultados da investigação significa participar no desenvolvimento do conhecimento,
- A publicação dos resultados da investigação maximiza o seu impacto,
- A publicação é também o meio pelo qual o investigador é reconhecido na comunidade científica.

O quarto capítulo analisa as ferramentas utilizadas para comunicar e publicar a investigação científica.

CAPÍTULO III

AMOSTRAGEM

A amostragem é uma operação cujo objetivo é selecionar uma amostra representativa da população estudada. É importante notar que os resultados obtidos numa amostra são valores pontuais (valores exactos), ao passo que os relativos a uma população em estudo são apresentados por intervalos de confiança, que são parâmetros com um grau de confiança (geralmente 95%) fixado previamente na secção de métodos do protocolo de investigação. O objetivo desta secção é apresentar os diferentes métodos e técnicas de amostragem. Existem dois métodos de amostragem: probabilístico (aleatório) e não probabilístico (não aleatório), e cada método é composto por quatro técnicas.

III.1. Métodos de amostragem probabilística ou aleatória

Os indivíduos (elementos ou sujeitos) da população em estudo são seleccionados ao acaso. Estes indivíduos são seleccionados aleatoriamente e terão, portanto, a mesma probabilidade de serem incluídos na amostra. Por outras palavras, a amostra será representativa da população. Existem quatro tipos de amostragem probabilística.

III.1.1. Amostragem aleatória simples

Os indivíduos da população em estudo têm a mesma probabilidade de serem seleccionados para a amostra. Esta técnica consiste em selecionar aleatoriamente uma série de números (o número desejado de indivíduos na amostra: dimensão da amostra) a partir de uma lista enumerada de indivíduos da população em estudo, por sorteio ou utilizando uma tabela de números aleatórios. Numa lista, os indivíduos de 1 a 1000 são enumerados e 100 são seleccionados por sorteio ou através de uma tabela de números aleatórios.

III.1.2. Amostragem aleatória estratificada

Em vez de selecionar os indivíduos individualmente a partir de uma lista enumerada, estes indivíduos são primeiro distribuídos em grupos ou estratos de acordo com características predefinidas. O número de indivíduos a amostrar por estrato é então escolhido e, finalmente, selecionado ao acaso como um processo de amostragem aleatória simples.

III.1.2.1. Amostragem aleatória estratificada proporcional

O número de indivíduos a amostrar em cada estrato é definido de acordo com uma fração de amostragem de 5 a 10%. Por exemplo, se quisermos recolher uma amostra com uma fração de amostragem de 10% de um grupo de 300 estudantes do primeiro ano do ISPITS Agadir divididos por opções (ou estratos). Para cada opção, serão retirados 10% e a dimensão da amostra selecionada por este método será estimada em 30 estudantes.

Quadro 3: Exemplo de um método de amostragem aleatória estratificada proporcional

Opções	Força de trabalho	Amostra
Parteira	50	= 50 × 10% = 5
Enfermeiro de saúde mental	30	= 30 × 10% = 3
Técnico de laboratório	20	= 20 × 10% = 2
Enfermeiro de anestesia e cuidados intensivos	30	= 30 × 10% = 3
Enfermeiro polivalente	90	= 90 × 10% = 9
Radiologia	30	= 30 × 10% = 3
Fisioterapia	20	= 20 × 10% = 2
Assistente social	30	= 30 × 10% = 3
Total	300	= 300 × 10% = 30

III.1.2.2. Amostragem aleatória estratificada não proporcional

O número de indivíduos a selecionar de cada estrato é calculado de acordo com o seu peso (ou %) em relação à população total. No exemplo acima, a % correspondente é retirada de cada opção. A dimensão da amostra selecionada por este método é, portanto, 49.

Quadro 4: Exemplo de um método de amostragem aleatória estratificada não proporcional

Opções	Força de trabalho	%	Amostra
SF	50	= 50 × 100 / 300 = 16,67	= 50 × 16,67% = 8,33 ~ 8
ISM	30	10,00	= 30 × 10% = 3
L	20	6,67	= 20 × 6,67% = 1,33 ~ 1
IAR	30	10,00	= 30 × 10% = 3
IP	90	30,00	= 90 × 30% = 27
R	30	10,00	= 30 × 10% = 3
K	20	6,67	= 20 × 6,67% = 1,33 ~ 1
AS	30	10,00	= 30 × 10% = 3
Total	300	100,00	49

III.1.3. Amostragem por cluster ou feixe

Os grupos de elementos de uma população são seleccionados aleatoriamente em vez de serem escolhidos individualmente. Por exemplo, ao estudar uma amostra de estudantes ISPITS em Marrocos, é selecionada aleatoriamente uma amostra de um ISPITS de entre os ISPITS do país. Dentro destes ISPITS, serão escolhidas opções e, dentro das opções, o número de ISPITS será selecionado aleatoriamente. dos estudantes desejados. A dificuldade deste tipo de amostragem reside na constituição dos grupos.

III.1.4. Amostragem sistemática

O primeiro elemento da amostra é escolhido aleatoriamente a partir de uma lista ordenada de elementos de uma população e, a partir deste ponto de partida, cada elemento é escolhido num intervalo fixo (a unidade ou passo de amostragem). Por exemplo, se a dimensão da população em estudo for N = 1000 e a dimensão da amostra pretendida for n = 100, então o intervalo ou passo de amostragem k = N / n = 1000 / 100 = 10; ou seja, cada 10ème elementos da lista serão incluídos na amostra a partir de um número escolhido aleatoriamente até se atingir n.

III.2. Métodos de amostragem não probabilísticos ou não aleatórios

Ao contrário da amostragem probabilística, os indivíduos da população em estudo têm diferentes probabilidades de serem seleccionados da amostra se for adotado um método de amostragem não probabilística. Existem quatro tipos de amostragem não probabilística:

III.2.1. Amostragem por conveniência ou acidental

Este tipo de amostragem é adotado quando é fácil recrutar indivíduos em termos de acessibilidade geográfica, financeira, informativa e temporal. Podem ser considerados dois cenários: (i) fixamos n e o início do período de recrutamento de indivíduos, depois recrutamos indivíduos desde o início do período até obtermos n (esta data corresponde ao final do período), ou (ii) fixamos o período de recrutamento de indivíduos e começamos a recrutar indivíduos até ao final do período, correspondendo o número de indivíduos recrutados durante este período a n.

III.2.2. Amostragem por quotas

Este tipo de amostragem utiliza a mesma técnica que a amostragem aleatória não proporcional, a diferença reside na escolha não aleatória dos sujeitos em cada estrato. Esta escolha é feita de acordo com critérios pré-estabelecidos na secção de métodos do protocolo de investigação, com base numa revisão biográfica recente relativa ao sujeito estudado.

III.2.3. Amostragem a priori ou por escolha fundamentada

Com base numa revisão da literatura sobre um tema escolhido para a investigação, são definidos os critérios de inclusão e exclusão de indivíduos da população estudada na amostra. Estes critérios devem ser bem documentados, referenciados e incluídos no instrumento de medição. Se necessário, podem ser incluídos outros parâmetros no instrumento de medição, em função das características específicas da população estudada.

III.2.4. Amostragem em rede ou em bola de neve

Esta técnica diz respeito a populações desconhecidas ou discretas, constituídas por indivíduos difíceis de identificar ou com características raras. A amostra é constituída a partir de um pequeno número de indivíduos que recrutam eles próprios outros indivíduos com as mesmas características junto dos que os rodeiam (como uma bola de neve que aumenta à medida que rola). Este tipo de amostragem utiliza frequentemente ferramentas baseadas nas redes sociais.

Quadro 5: Resumo dos métodos e técnicas de amostragem

Method	Technique	Content
Probabilistic or random sampling	Simple random	samplingEach element of the population has a unique equal opportunity to take part in the study.
	Stratified random	samplingStrata or subsets of the population are trained, resulting sample is drawn at random
	Cluster or beam sampling	Randomly select clusters made up of the population under study instead of individuals.
	there is a systematic	Systematic samplingTechnique used when ordered list of population elements.
Non-probability or non-random sampling	Convenience or accidental sampling	Accessible groups
	Quota sampling	Extrapolating on the basis of certain characteristics
	Sampling a priori or by reasoned choice	Choice of subjects with typical characteristics
	Network or snowball sampling	Technique used to recruit hard-to-find subjects using social networks

III.3. Escolha do método de amostragem

Os resultados de um estudo dependem enormemente do método de amostragem; a amostra deve ser tão representativa quanto possível da população estudada. Esta escolha deve ser justificada na metodologia adoptada. Por este motivo, devem ser tidos em conta determinados aspectos, tais como (i) a natureza do estudo, (ii) os recursos disponíveis para o investigador em termos de tempo e disponibilidade de dados, e (iii) o grau de homogeneidade da população estudada.

III.4. Escolha da dimensão da amostra

Neste caso, a dimensão da amostra deve ser justificada. Esta dimensão depende essencialmente de vários parâmetros:

• O tipo de estudo: a dimensão será reduzida num estudo qualitativo para respeitar o princípio da saturação das respostas. Se, durante uma entrevista semi-estruturada, o investigador sentir que os participantes estão a formular as mesmas respostas, então pode ser utilizada uma amostra de menor dimensão, com receio de enviesar os resultados. De um modo geral, para os estudos observacionais, é preferível ter uma dimensão de amostra superior a 30.

• A natureza da população estudada: quando se está perante uma população heterogénea, é preferível ter uma amostra grande (a dimensão depende das possibilidades oferecidas por cada estudo, em particular a disponibilidade de dados e o acesso fácil aos participantes).

• O nível de significância estatística: para aplicar certos testes estatísticos ou para

Para estimar certos parâmetros, é necessário dispor de uma amostra de grande dimensão.

III.5 Estimar a dimensão de uma amostra

Existem fórmulas para calcular a dimensão mínima da amostra para obter a precisão desejada. Por exemplo, a equação de Slovin: $n = N / (1 + Ne^2)$ que é utilizada quando o grau de confiança não pode ser especificado, com :

n: dimensão da amostra a estimar.

N: dimensão da população estudada.

e: margem de erro na medição do parâmetro a estimar (por exemplo, estimar uma % com uma aproximação de 5%).

Exemplo:

Se N = 100.000 e e = 0,05, então n = 398.

Outras fórmulas válidas sob certas condições para estimar n :

1. O método de amostragem escolhido é o aleatório.

2. E o objetivo do estudo é estimar uma média com base numa média de referência (conhecida):

Com :

$n = V_x \times Z_a{}^2 / d^2$

Z_a : valor correspondente ao grau de confiança (1 - a) de acordo com a distribuição normal centrada reduzida.

d: margem de erro de medição tolerada (frequentemente fixada em a / 2).

V_x : variância da população estudada. 1 - a: grau de confiança.

a: risco de erro.

1 - a	80%	85%	90%	95%	99%
Za	1,28	1,44	1,65	1,96	2,58

3. Ou para estimar uma percentagem com base numa percentagem de uma população de referência:

* Se N for conhecido :

$$n = \frac{Z^2 p(1-p)/d^2}{1+(Z^2 p(1-p)/Nd^2)}$$

Com :

N: dimensão da população d: margem de erro (2%)

p: proporção da população

Z: valor correspondente ao grau de confiança de acordo com a distribuição normal reduzida centrada.

$$* \text{ Si N est inconnue : } n = \frac{p \times (1-p) \times z^2}{d^2}$$

* Se p for desconhecido: p = 0,5 (50%):

$$n = \frac{Z^2}{4d^2}$$

CAPÍTULO IV

PUBLICAÇÃO DE INVESTIGAÇÃO CIENTÍFICA E ANÁLISE CRÍTICA DE ARTIGOS

A investigação contribui para a produção de conhecimentos úteis que alimentam várias disciplinas. Consequentemente, é divulgada de várias formas.

IV.1. Instrumentos de comunicação da investigação e publicações científicas

IV.1.1. Comunicações orais

Estes incluem :

Conferências, congressos, seminários, simpósios, colóquios, encontros, jornadas de portas abertas, workshops, etc. Entre as dificuldades encontradas neste tipo de comunicação oral:

- Tempo de apresentação limitado (10 minutos para uma apresentação oral e 25 a 30 minutos para uma conferência plenária).
- Manter o interesse da audiência: se houver falta de entusiasmo, se a conferência for mal escolhida, se o ambiente não for familiar, se as pessoas presentes estiverem cansadas ou distraídas, etc.
- A falta de confiança por parte do apresentador, o medo do palco, o stress, o receio de ser julgado ou de não conseguir fazer o trabalho, etc., reflectem uma boa imagem.

Este tipo de comunicação e de apresentação oral pode ser transformado em documentos científicos escritos, tais como relatórios de conferências, também conhecidos como actas.

IV.1.2. Comunicações escritas

A escrita científica pode assumir várias formas: papel (revista, livro, tese, PFE, poster ou apresentação de poster, etc.) ou eletrónica (revistas electrónicas, bibliotecas virtuais, CDs, Internet e intranet, etc.).

As comunicações escritas podem incluir :

• **Literatura interna** , incluindo relatórios preliminares de fim de investigação, correspondência entre investigadores, relatórios de atividade do laboratório de investigação, etc.

• **Literatura utilitária**, incluindo pedidos de patentes e literatura popular, como revistas científicas destinadas a um vasto público, etc.

• **A literatura cinzenta** é constituída por documentos não publicados que se encontram em bibliotecas especializadas e centros de informação, incluindo relatórios de conferências, patentes, teses, dissertações (PFE) ou relatórios, comunicados de imprensa, notas, etc. Estes relatórios podem ser lidos de três perspectivas:

- A do crítico (representando o académico: professor, júri),

- O investigador que pretende reproduzir o estudo ou utilizar os mesmos métodos para outros projectos,

- A do profissional de saúde, gestor de programas, por exemplo, que pretende transferir os resultados para a sua prática.

• **As revistas** ou **recensões científicas**, que são publicações em série que aparecem regularmente (diariamente, semanalmente, mensalmente, anualmente, etc.), têm um título registado e consistem numa série de artigos avaliados por um comité de leitura com base em critérios científicos. A originalidade e o rigor científico de uma publicação são exigidos por este tipo de revista científica. As revistas científicas são classificadas de acordo com os seus domínios de interesse e os seus factores de impacto. A grande maioria das revistas é de língua inglesa. É feita uma distinção entre as revistas de "acesso livre", que na sua maioria cobram uma taxa, e as revistas gratuitas, que muitas vezes não permitem o acesso ao artigo completo após a sua publicação. As revistas têm guias com instruções para os autores que devem ser seguidas aquando da redação do artigo. A escolha da revista é um passo importante, pois garante a aceitabilidade e a posterior publicação do artigo.

• O **artigo científico é** um tipo de texto científico, baseado numa investigação simples, cujo objetivo é contribuir para o progresso da ciência ou da tecnologia. Relata os resultados de um estudo destinado a confirmar ou refutar uma hipótese de trabalho. Uma vez redigido, o artigo é apresentado para publicação numa revista nacional ou internacional com revisão por pares.

IV.2. Tipos de artigos científicos

Existem diferentes tipos de artigos científicos, cada um com os seus próprios objectivos e estrutura. Eis os tipos mais comuns:

IV.2.1. Artigos originais de investigação

Estes artigos apresentam os resultados de uma nova investigação, que pode ser de tipo empírico, quantitativo, qualitativo, misto ou outro. Este tipo de artigo é também conhecido como "artigo original" ou artigo de investigação, e segue geralmente a estrutura IMRaD (Introdução, Métodos, Resultados, "e" Discussão):

- **Introdução**: Esta secção apresenta o contexto da investigação, expõe o problema estudado e descreve os objectivos do estudo e a sua importância para o domínio de investigação em causa.
- **Métodos**: Esta secção descreve em pormenor a metodologia utilizada para realizar o estudo. Inclui informações sobre a conceção do estudo, os participantes ou amostras, os instrumentos ou procedimentos de recolha de dados e as análises estatísticas utilizadas.
- **Resultados**: Esta secção apresenta os resultados do estudo de forma clara e concisa. Os resultados são geralmente acompanhados de quadros, gráficos ou outros elementos visuais para ilustrar as principais conclusões.
- **Discussão**: Esta secção interpreta os resultados do estudo, compara-os com outros estudos relevantes e discute as suas implicações. Os autores podem também abordar as limitações do estudo e sugerir pistas para investigação

futura.

- **Conclusão**: Esta secção resume as principais conclusões do estudo e salienta a sua importância para o domínio da investigação. Os autores podem também discutir as implicações práticas das suas conclusões e propor recomendações.

Em suma, o objetivo de um artigo de investigação original é apresentar novas descobertas científicas, situá-las no contexto da investigação existente e discutir as suas implicações para o domínio em causa.

IV.2.2. artigos de revistas

Estes artigos examinam, analisam e sintetizam a investigação existente sobre um assunto específico. Oferecem uma avaliação crítica e construtiva da investigação existente num determinado domínio, o que os classifica como artigos de tipo secundário. As revisões da literatura, particularmente as de natureza sistemática, são amplamente lidas e citadas. Esta categoria de artigos inclui revisões narrativas, revisões sistemáticas e meta-análises.

- **Revisão narrativa da literatura**: Este tipo de artigo é uma síntese narrativa dos estudos existentes sobre um determinado assunto. Centra-se mais na análise narrativa e qualitativa da investigação. Oferece uma perspetiva descritiva e interpretativa da investigação existente sobre um determinado assunto, dando ênfase à contextualização, à interpretação subjectiva e à seleção selectiva dos estudos incluídos.
- **Revisão sistemática da literatura**: Este tipo de artigo baseia-se num método normalizado e rigoroso para resumir toda a investigação e dados existentes sobre um assunto específico. Segue um protocolo metodológico preciso e detalhado que descreve os objectivos, os critérios de inclusão e de exclusão dos estudos, os métodos de pesquisa, de avaliação e de síntese dos dados. Adopta uma pesquisa exaustiva em múltiplas bases de dados bibliográficas e uma avaliação crítica dos estudos incluídos, bem como uma síntese transparente dos resultados e uma atenção especial à gestão dos enviesamentos.

• **Meta-análise**: É frequentemente combinada com uma revisão sistemática. É uma síntese estatística poderosa utilizada na investigação que reúne dados de investigação de várias fontes, especialmente revisões sistemáticas, para tirar conclusões mais globais ou sólidas sobre um assunto específico.

IV.2.3. Artigos de investigação experimental

Estes artigos descrevem experiências realizadas no âmbito da investigação científica, descrevendo os protocolos experimentais, os resultados e a sua interpretação.

IV.2.4. Teoria dos artigos de investigação

Discutem conceitos, modelos ou teorias, muitas vezes sem envolver experimentação direta. Estes artigos podem contribuir para a formulação de novas hipóteses ou abordagens de investigação.

IV.2.5. Artigos de metodologia

Os artigos de metodologia centram-se na apresentação de novos métodos, testes ou técnicas de investigação, bem como no desenvolvimento de melhores versões de métodos existentes. Estes artigos são importantes para a comunidade científica porque facilitam o progresso metodológico.

IV.2.6. Comunicações breves, cartas ao editor

Trata-se de artigos mais curtos que comunicam resultados preliminares de investigação original ou ideias novas e inovadoras. São frequentemente utilizados para partilhar rapidamente descobertas importantes. Este tipo de artigo é particularmente adequado para investigadores cujos resultados são influenciados por restrições de tempo, como os que trabalham em domínios altamente competitivos ou em constante evolução.

IV.2.7. Artigos de comentário ou

Apresentam uma perspetiva pessoal ou crítica sobre um tópico ou domínio de investigação específico. Podem também abordar questões éticas, políticas ou sociais relacionadas com a ciência. São classificados como literatura secundária e são geralmente sucintos, com cerca de 2000 palavras. Estes artigos não seguem a estrutura do IMRAD. Cada tipo de artigo tem as suas próprias directrizes de redação e publicação, sendo importante escolher o tipo adequado de acordo com o conteúdo e os objectivos de cada projeto de investigação.

IV.3. Análise crítica de um artigo

A prática baseada na evidência (PBE) baseia-se na utilização pertinente dos melhores dados disponíveis provenientes de estudos clínicos de elevada qualidade na prática quotidiana dos profissionais de saúde. Por conseguinte, a PBE exige, em parte, a capacidade dos profissionais de saúde de lerem artigos científicos de vanguarda, com base, nomeadamente, numa análise crítica dos estudos publicados, a fim de extraírem (ou não) os dados susceptíveis de melhorar o processo de tomada de decisão no tratamento dos doentes. Além disso, antes de iniciar um estudo empírico, o investigador deve efetuar uma pesquisa bibliográfica para conhecer o estado atual da investigação sobre o tema em questão. Esta fase importante de qualquer processo de investigação orienta o investigador na sua própria investigação e redação. A análise crítica de um artigo permite ao investigador escolher as melhores referências bibliográficas úteis. A análise crítica de um artigo científico consiste em avaliar objetivamente os pontos fortes e fracos de um trabalho de investigação, examinando a sua metodologia, resultados, implicações e contribuição para o campo de estudo. No contexto da formação médica, por exemplo, é o artigo original que é utilizado para a leitura crítica de um artigo (LCA).

IV.3.1. Pontos-chave a considerar quando se efectua uma análise crítica de um artigo

- **A relevância** do artigo para um determinado tópico de investigação deve ser sempre determinada. O título, o resumo e a introdução devem ser examinados para avaliar se o estudo aborda um problema significativo e responde a questões importantes.
- **A qualidade da metodologia** utilizada também deve ser avaliada. A conceção do estudo deve ser analisada, bem como as amostras, os procedimentos experimentais, os instrumentos de medição e as análises estatísticas. Devem ser identificados os pontos fortes da metodologia.
- **A validade e a fiabilidade dos resultados** devem ser verificadas. A dimensão da amostra, as medidas utilizadas, a precisão dos instrumentos e a robustez das análises estatísticas devem ser examinadas. A coerência dos resultados com a metodologia e o seu apoio em provas sólidas devem também ser verificados.
- **A interpretação dos resultados** e a forma como são discutidos devem ser verificadas, bem como a justificação das conclusões com base nos dados apresentados. Devem ser investigadas eventuais limitações ou enviesamentos na interpretação dos resultados.
- **A originalidade e a contribuição do** artigo para o domínio de estudo.
- **As limitações e implicações** práticas ou teóricas dos resultados devem ser avaliadas e a sua relevância e impacto potencial devem ser discutidos.
- Deve avaliar-se **a clareza da redação e a qualidade do** artigo. Deve também ser verificada a utilização correcta das referências e das citações.

É importante ter em conta que a análise crítica deve basear-se em provas e argumentos objectivos. O objetivo é fazer uma avaliação equilibrada do artigo, salientando os seus pontos fortes e fracos e oferecendo comentários construtivos para melhorar a investigação.

IV.3.2. Principais etapas de uma análise crítica de um artigo

Este parágrafo apresenta as questões que os investigadores devem colocar a si próprios para determinar os elementos-chave a ter em conta na análise crítica de um artigo. Para começar, o artigo deve ser lido na íntegra para se familiarizar com o seu conteúdo, metodologia e resultados. Tomar notas durante esta leitura é essencial para recordar os pontos importantes. Em seguida, deve ser identificado o objetivo do estudo, determinando claramente o que os autores estão a tentar demonstrar ou descobrir. Esta informação é crucial para avaliar se o artigo atinge os seus objectivos. A avaliação metodológica envolve o exame da metodologia utilizada pelos investigadores para recolher os dados. É adequada para responder à pergunta de investigação? A dimensão da amostra é adequada? Os instrumentos de medição são válidos e fiáveis? E os métodos estatísticos utilizados são pertinentes? Ao analisar os resultados, devem ser colocadas as seguintes questões: As conclusões são apoiadas pelos dados? Os resultados são coerentes com os objectivos do estudo? Cuidado com as afirmações não fundamentadas ou com as generalizações excessivas. Quanto à identificação dos pontos fortes e fracos do artigo, os pontos fortes podem incluir uma metodologia sólida, resultados significativos e uma contribuição relevante para o domínio. Procurar o que distingue esta investigação de trabalhos anteriores e examinar se contribui com novos conhecimentos ou perspectivas são também pontos a verificar. Os pontos fracos podem incluir amostras enviesadas, conflitos de interesse não revelados ou problemas com a conceção do estudo. As referências citadas no artigo devem ser consultadas para avaliar a qualidade das fontes utilizadas pelos autores. São relevantes, actualizadas e recentes? Existem lacunas na revisão da literatura? É também importante garantir que as ideias são apresentadas de forma coerente e consistente. compreensível, e que as referências e citações são utilizadas corretamente. O contexto em que o artigo foi publicado também deve ser tido em conta. Foi publicado numa revista científica de renome? Foi citado por outros investigadores da área? Em conclusão, a análise crítica de um artigo científico exige uma leitura atenta, uma avaliação da metodologia, dos resultados, da discussão, das referências e do contexto geral. A escolha do artigo a ler é importante na medida em que fornece informações úteis para a prática do investigador. O diagrama seguinte mostra as abordagens práticas de leitura crítica desenvolvidas por Salmi (2004).

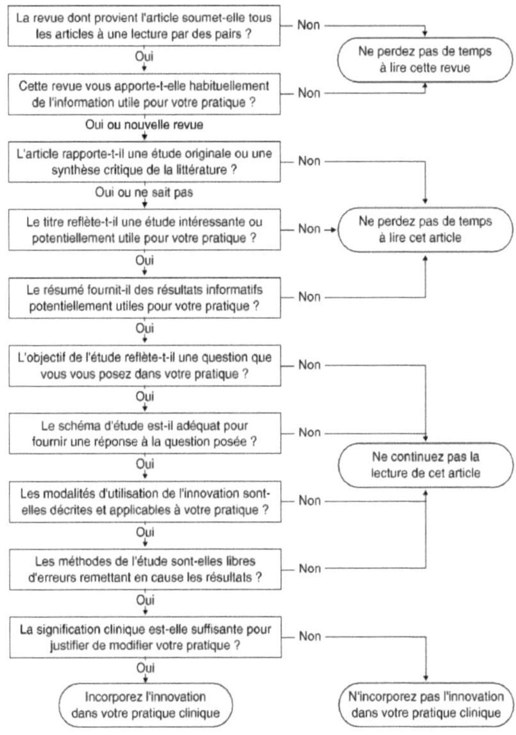

Figure 1 Étapes d'une démarche pratique de lecture critique.

IV.4. A abordagem IMRAD para a redação e publicação de um protocolo de investigação ou PFE e a sua analogia com as fases concetual, metodológica e empírica.

Atualmente, a maior parte das publicações científicas (artigos, relatórios de investigação, PFE/MFE, actas, etc.) são redigidas de acordo com o método anglo-saxónico mais utilizado, conhecido por IMRAD (Introduction, Methods,

Results, And or Analyses) and Discussion. Este plano de redação tem várias vantagens: permite criar um documento de leitura fácil, lógico, fluido, claro e de carácter universal. A Tabela 3 ilustra uma analogia entre os elementos do plano IMRAD e as fases concetual, metodológica e empírica mencionadas neste curso de metodologia de investigação.

Quadro 6: Arquitetura do método de investigação clássico e do método IMRAD

Conceptual phase	
From the professional situation to the choice of a research topic Formulation of the research problem Bibliography or literature review Formulation of the problem and statement of objectives and/or hypotheses Development of a frame of reference	I
Methodology phase (Research specifications)	
Definition of the type of study Definition of the population and the sample Choice of methods and instruments for data collection and analysis Definition of variables Description of the data collection process Ethical considerations	M
Empirical phase	
Presentation of results (tables and figures) Analysis, interpretation and discussion of results Conclusion (and outlook)	RAD

IV.5. Propriedade intelectual, licenças Creative Commons e plágio

Na cultura académica e universitária, uma nova ideia, conceito ou teoria pertence à pessoa que a criou ou concebeu. Normalmente, este tipo de criação pode ser protegido por meio de uma marca registada, patente, direito de autor, desenho industrial ou topografia de circuito. Trata-se de **propriedade intelectual** ou **direito de autor** ou **Copyright** © (equivalente a Trademark (= marca registada) ™, ou Registered Trademark (= marca registada) ® no domínio industrial). As Licenças **Creative Commons (CC)** são criadas para permitir aos utilizadores e ao público qualquer exploração das obras (que estão protegidas por direitos de autor), incluindo a partilha, a distribuição, a cópia, o descarregamento, a reutilização, a adaptação, a reprodução, por qualquer meio, em qualquer formato e sob qualquer licença, desde que citem o autor da obra original em questão.

O plágio é o ato de se apropriar das ideias, palavras ou produtos de outra pessoa, fazendo-os passar por seus (= sem citar a fonte, as referências ou a propriedade intelectual). É uma forma de roubo ou de copy/paste literário/intelectual = utilização fraudulenta do trabalho de outra pessoa, quer por empréstimo quer por imitação. Quando as fontes não são mencionadas, o direito de propriedade de um designer fica comprometido. O plágio é intolerável e pode comprometer a reputação, a credibilidade e a imagem dos investigadores, bem como dos estabelecimentos de ensino superior a que estão associados (faculdade, universidade, instituto, etc.). Para evitar o plágio, deve mencionar as fontes utilizadas e citá-las fielmente (no texto e nas referências (bibliografia) quando :

- emprestar ideias, conceitos, documentação, imagens, quadros, etc. figuras, argumentos, mapas , etc.

- parafrasear (reformular) ou resumir ideias, um documento, um artigo ou uma série de artigos, argumentar, etc.

CONCLUSÃO

A investigação científica é um processo rigoroso e dinâmico que permite examinar, descrever, compreender, interpretar, controlar, comparar e prever fenómenos ou comportamentos, bem como criar resultados e conclusões com base em estudos, testes e experiências pormenorizados, possibilitando a aquisição de novos conhecimentos e percepções. A metodologia é o plano detalhado da forma como a investigação será efectuada, quando são fornecidos diferentes elementos. As crenças ou correntes filosóficas, para além das considerações éticas, também influenciam a forma como um estudo é conduzido. Embora dois estudos possam utilizar o mesmo método de investigação (por exemplo, um grupo de discussão ou uma ferramenta de rastreio), as metodologias dos investigadores podem ser completamente diferentes, em termos da forma como recolhem os dados, como utilizam estas ferramentas, o seu estilo de moderação e a intervenção e/ou controlo do investigador durante as entrevistas do grupo de discussão.

REFERÊNCIAS

Beziat F, Cavrois S, Coatena D, Coilot MM, Donnet C, Haar I et al (2004). O trabalho de fim de estudos (TFE) em cuidados infantis. Edições Estem, De Boeck Diffusions.

Buckley HL, Day NJ, Lear G, Case BS (2021). Mudanças na análise de dados de dinâmica da comunidade temporal: uma revisão da literatura de 29 anos. PeerJ, 9:e11250.

Cousi C (2023). Os 13 tipos de artigos científicos que podem ser publicados em revistas com revisão por pares. Artigo científico. https://methodorecherche.com/types-articles-scientifiques/.

Dabrion M (2012). L'analyse et le résumé d'un article de recherche, initiation à la démarche de recherche. Edição de Boeck-Estem, 257P. ISBN: 978-2-84371-605-8.

Dartigues JF & Delva F (2009). Uma leitura crítica dos artigos: Análise da publicação de um estudo de prognóstico 3/3. www.enseignementsup-recherche.gouv.fr/ressources-pedagogiques/notice/view/oai%253Acanal-u.fr%253A5311.

Fovet-Rabot C (2019). Escrever um artigo de revisão, 7 pontos. Montpellier, França: CIRAD. Frappé P (2018). Initiation à la recherche. Coedição Global Média Santé/CNGE productions. 2ª edição. ISBN: 978-2-919616-27-5.

Glaser B & Strauss A (1967). The Discovery of Grounded Theory: strategies for qualitative research. Nova Iorque: Aldine Transaction.

Jomas P (2018). Ajudar os estudantes de enfermagem a adquirir uma postura reflexiva. Métiers de la petite enfance, 24 (264):12-14. Elsevier Masson SAS.

Lafortune L (2006). S'ouvrir à la diversité des élèves : Vers une équité sociopédagogique. 142 :86-88. Les Publications Québec français.

Lafortune L, Dury C (2012). Une démarche réflexive pour la formation en santé : un accompagnement socioconstructiviste.

Leavy P (2017). Conceção da investigação: Quantitative, Qualitative, Mixed Methods, Arts-Based, and Community-Based Participatory Research Approaches. The Guilford Press, Nova Iorque.

Le Breton D (2004). L'interactionnisme symbolique, Paris, Presses Universitaires de France.

Legendre, R (1993). Dictionnaire actuel de l'éducation, Montréal, Guérin Éditeur.

Munnangi S & Boktor S W (2023). Epidemiologia do desenho do estudo. StatPearls.

Post JE, Andrew PN (1982). Case research in corporation and society studies. Research in corporate social performance and policy. JAI press, 4:1-33.

Salmi LR (2004). Leitura crítica de um artigo médico: em busca de inovações genuinamente úteis. EMC- Médecine 1(3):178-186.

Vidalenc I, Malric M (2013). Que ferramentas para uma abordagem reflexiva na atividade de investigação? Revue Interrogations 16.

Wietrich L & Régnier JC (2005). A iniciação à investigação em cuidados de saúde infantil. Uma ferramenta para a construção da identidade profissionais de enfermagem. Recherche en soins infirmiers, 1{80):87-103.

O Relatório Belmont. Princípios Éticos e Directrizes para a Proteção dos Sujeitos Humanos da Investigação (1979). Comissão Nacional para a Proteção dos Sujeitos Humanos da Investigação Biomédica e Comportamental, EUA.

Declaração de política do Tri-Council: Conduta ética na investigação que envolve seres humanos (2022). Conselho de Investigação em Ciências Sociais e Humanas do Canadá, Conselho de Investigação em Ciências Naturais e Engenharia do Canadá, Institutos Canadianos de Investigação em

Saúde.

Sítios Web

http://www.ifsidijon.info/v2/wp-content/uploads/2017/06/2017-G%C3%A9n%C3%A9ralit%C3%A9-sur-la- research-en-soins-infirmers-.pdf.
http://www.prendresoin.org/wp-content/uploads/2013/05/La-recherche-en-soins-infirmiers-et-les- donne%CC%81es-probantes.pdf.
https://rrisiq.com/.
https://www.wikipedia.com/.
http://www.pearltrees.com/magoulou/propriete-intellectuelle/id5428587/item161179871#l829.
https://www.lib.sfu.ca/help/academic-integrity/le-plagiat.
https://fr.readkong.com/page/th-ories-de-soins-et-historique-de-la-profession-ide-4877578. https://actographie.files.wordpress.com/2013/10/type-de-publications-ipe.png.
http://reseauconceptuel.umontreal.ca/rid=1HZKGLHZ9-TYY7C4-82V/blt6060_c1_rexploratory_descriptive.cmap.
https://revue-interrogations.org/Quels-outils-pour-une-demarche,305.
https://cmapspublic3.ihmc.us/rid=1RPFL52Q3-23V4DC0-54Q/mod%C3%A8le_conceptuel_pourquoi.pdf.

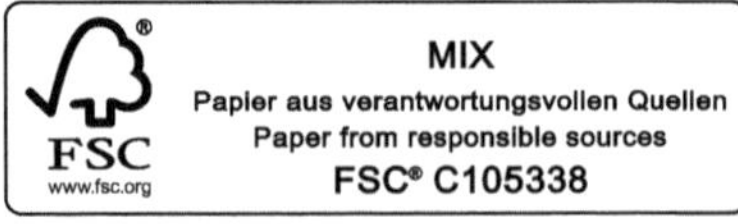

Printed by Books on Demand GmbH, Norderstedt / Germany